医療経営士のための現場力アップシリーズ❷

今すぐできる！
人事労務問題解決
（理論編）

鷹取敏昭
人事マネジメント研究所進創アシスト代表

JN272406

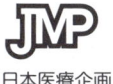
日本医療企画

《医療経営ブックレットとは》

◆ コンセプト
　本書は、医療経営における様々な問題や課題を解決するために、効率的な学習を進めるためのブックレットです。必要とされる知識や思考法、実践能力、備えるべき価値観等を習得することを目的としています。

◆ テーマ設定
　日常業務に役立つ実践的なテーマから、中長期的な視点や幅広いアプローチが必要となる経営手法、さらには医療のあり方や社会のあり方といった倫理・社会学的なテーマまで、医療経営に必要とされる様々なテーマを取り上げています。

◆ 読者対象
　医療経営士をはじめ、医療機関に勤める方や医療機関と関わりのある他業種・団体の方、さらに医療経営について学んでいる方を主な読者対象としています。

◆ 使い方
　勉強会や研究会の教材としての利用が効果的です。示された事例や課題について、グループワークや討論を重ねながら、問題解決に向けた具体策と能力を習得し、医療経営に役立てられることを期待しています。

《医療経営士とは》

　医療機関をマネジメントする上で必要な医療および経営に関する知識と、経営課題を解決する能力を有し、実践的な経営能力を備えた人材として、一般社団法人日本医療経営実践協会※が認定する資格です。

※一般社団法人日本医療経営実践協会　http://www.JMMPA.jp/

はじめに

　医療経営士の各支部で行われている研究会や勉強会等で使えるブックレットを作るということで声をかけていただき、本書の執筆を担当させていただきました。私の分野は人事労務で、執筆にあたっては、①人事労務管理の基本を理解してもらう、②研究会等に参加するメンバーでディスカッションを活発に行ってもらうという2点をコンセプトとしました。

　医療機関で勤務する職員にとって働きやすい就労環境を作るためには、法律や規則などをきちんと理解した上で、現実に適した対応・対策を図っていかなければなりませんが、人事労務管理は簡単そうで実は奥が深く、また難しいものです。本書だけでは到底十分ではありませんが、まずは基本を押さえる、そのためのポイントを各項で解説しています。

　人事労務の課題や問題に対する答えは一つではありません。その時の状況やそれまでの経緯、経営者の考え方、職場風土などさまざまなことを考えながら対応していくことが大事です。そのためには、医療経営士の集まる研究会等で他の医療機関のメンバーとディスカッションや情報交換をぜひ行ってみてください。そこで視野を広げ、解決や環境整備のヒントなどを自院に持ち帰る、それができるのがこの会だと思います。

　なお、本書では項目ごとに設問を置いていますが、紙面の関係上、その回答は作っていませんのでご了承ください。考え方や押さえておくべきポイント、回答例など研究会等へ出講のご要望があれば遠慮なくご連絡いただければ対応させていただきます。

　本書が人事労務管理を学ぶきっかけになり、貴院の就労環境の改善につながれば幸いです。

鷹取　敏昭

目次

はじめに 3

SECTION1　労働を取り巻く環境と人事労務管理の基本 7
- 01　変わらないものと、変わってきているもの〜医療機関の人事労務課題・問題 8
- 02　世間一般はこうなってきている！〜深刻化する職員とのトラブル 10
- 03　労働に関する主要な法律と改正の動向 13
- ディスカッション　労働環境の整備 15
- 04　人事労務管理の基本①〜健康保険等の公的保険制度とは 17
- 05　人事労務管理の基本②〜高年齢者の雇用 20
- 06　人事労務管理の基本③〜派遣労働、労働組合 22
- まとめ 25

SECTION2　労働条件と人事労務管理の重要ポイント 27
- 07　労働に関する大前提をまず理解〜医療機関と職員とは雇用の関係 28
- 08　職場のルールブック〜「就業規則」 31
- 09　パートタイマーの雇用〜有期労働契約の新しいルール（労働契約法） 35
- 10　人事労務管理の重要ポイント①〜入職時の教育指導と環境づくり 38
- 11　人事労務管理の重要ポイント②〜離職時の管理 41
- 12　人事労務管理の重要ポイント③〜雇用の終了（解雇・退職勧奨） 43
- まとめ 46

SECTION3　データなどからみた人事労務管理 …… 47
- 13　医療機関で最も大きな経費「人件費」をどう分析する？ …… 48
- 14　「各種手当」は医療機関の事情を反映する …… 50
- 15　軽視できない「残業時間」と「時間外手当」 …… 53
- 16　求人募集の工夫 …… 55
- まとめ …… 57

SECTION4　職員の離職防止のための人事労務管理 …… 59
- 17　役割・責任と処遇との関係を合理的に説明する「人事評価」 …… 60
- 18　定着率に大きく影響する職場でのやりがいづくり …… 62
- 19　信頼される上司とされない上司 …… 65
- 20　雇用関係の助成金の活用 …… 68
- まとめ …… 71

●著者プロフィール
鷹取 敏昭（たかとりとしあき）

　大学卒業後、大病院に約20年間勤務、事務系管理職として経営や組織運営の重要ポストを担ったのち、大手コンサルタントグループに転職。その経験を活かし、2009（平成21）年4月に人事コンサルタント・社会保険労務士として独立開業、人事マネジメント研究所進創アシスト代表。人事コンサルタント・社会保険労務士・社会福祉士・医療経営士3級。

　医療機関の現場や診療報酬制度等仕組みのわかる社労士として医療・福祉業界を中心に多数の顧客をもち、関東から関西まで広域にわたり人事評価制度や給与制度の改革、就業規則等の諸規程の見直し、職場の業務改善等の支援を行っている。また最近では、管理者から一般職員、初任者までも対象とした教育研修の講師依頼が増えている。

事務所：大阪府
E-mail：shinsou-assist@goo.jp
情報blog：http://blog.livedoor.jp/shinsou_assist/

SECTION §1

労働を取り巻く環境と人事労務管理の基本

01 変わらないものと、変わってきているもの ～医療機関の人事労務課題・問題

　医療機関は、さまざまな課題や問題を抱えていますが、人事労務の領域で考えてみると、次のようなことが挙げられるでしょう。

(1)　看護師や医師の不足など人材に関すること
(2)　職員の定着
(3)　職員間の人間関係
(4)　コミュニケーション
(5)　職場のいじめ・嫌がらせ（セクハラやパワハラなど）
(6)　職員のうつ病などのメンタルヘルス不調
(7)　教育や指導など人材育成
(8)　次期幹部候補の育成や引き継ぎ
(9)　長時間労働
(10)　組織の管理や統率、ガバナンス（統治）
(11)　人事評価（人事考課）
(12)　人件費
(13)　労働基準法など労働関係法の法令遵守　など

　あなたの勤める医療機関でも思い当たるものがあるのではないでしょうか、一度考えてみましょう。なお、上記はどの医療機関にも当てはまるよう抽象的に表現していますが、課題や問題は具体的に考えるようにしてください。例えば、単に「職員の定着」ではなく、「当院は事務員の定着は良

いのだが、新卒看護師の定着が悪い」というように捉えましょう。

　また、自分だけの意見ではなく、院長や他の管理職、同僚などの意見を参考にしてみてもよいと思います。なお、最近実際にトラブルになったことなどは忘れずに文字にしてまとめておくようにしてください。

　書き上げられたものは、以前から長年にわたって課題や問題となっているものがある一方、最近になって出てきた（変わってきた）課題や問題もあるでしょう。前者の代表的な例では「看護師不足」、後者では「メンタルヘルス不調」が考えられます。

　この変わらないものと変わってきているもの、どちらか一方が重要だということではなく、どちらも重要なものですが、この両者を区別してみるのは、あなたの医療機関の人事労務の現状を冷静に確認し、客観的に把握するために不可欠です。たとえ変わらない問題だとしても、組織の状態や社会の状況などに影響されます。そのようなことも含めて大所高所から課題や問題を見つめてみてください。

　そして、大事なことは、課題や問題にきちんと向き合って、改善等を図ることです。放置していてはいけません。看護師不足はどこの医療機関でも同じだからといって、従来と同じような対応をしているだけでは改善は見込めません。昨年度とは違う工夫をし、年々状況がよくなる方向で知恵を凝らし、工夫を施すことが大事です。

◆ 検討ポイント

① あなたの勤める医療機関の人事労務領域の課題や問題は何ですか？
② ①は以前からあるものですか、新しく出てきたものですか？　それらを整理して、研究会のメンバーと意見交換してみましょう。

02 世間一般はこうなってきている！
～深刻化する職員とのトラブル

　どの医療機関でもトラブルはなくしたいものです。患者とのトラブルはもちろんですが、職員に関するトラブルはなおさらでしょう。しかし、実際には大なり小なり何らかのトラブルを抱えていたり、または潜在化しているものと思います。

　人事労務トラブルの様相は変わってきていますが、その背景には、最近の労働者の価値観が変わってきていることが大きな要因として挙げられます。

　それを象徴的に表しているデータがありますので、ご紹介しましょう。厚生労働省が発表している「個別労働紛争解決制度施行状況」です[1]。

　この報告書は、個々の労働者と事業主との間の労働に関する紛争（トラブル）を円滑に解決するために設けられた個別労働紛争解決制度に寄せられた相談や、都道府県労働局が実施した指導・助言、あっせん等をまとめたものです。直近に発表された2012（平成24）年度のものをみてみましょう。

　「総合労働相談件数」は年間106万件を超え、そのうち「民事上の個別労働紛争」※は年間25万件超えと、高止まりした状態で推移しています。

　注目すべきは、次の「民事上の個別労働紛争」の相談内容です。

（1）　いじめ・嫌がらせ（なお、セクハラは別の扱いとなっています）
（2）　解雇

※「民事上の個別労働紛争」とは、労働基準法等の違反に係るものを除く労働条件や労働環境に関する事項とされています。

(3) 労働条件の引下げ
(4) 退職勧奨
(5) 自己都合退職

などが相談件数の上位を占めていますが、これまで常に1位であった「解雇」を抜いて「いじめ・嫌がらせ」が初めて最多となりました。他の項目は、経済的な影響などによって相談件数や全体に占める比率が上下しますが、「いじめ・嫌がらせ」はこの制度ができてから、件数・率とも概ね上昇し続けています。

また、相談の申し出は労働者が大半を占めていますが、最近は正社員（就労形態別割合39.8％）だけではなく、パート・アルバイト（同16.6％）、

図1 総合労働相談件数及び民事上の個別労働紛争相談件数の推移

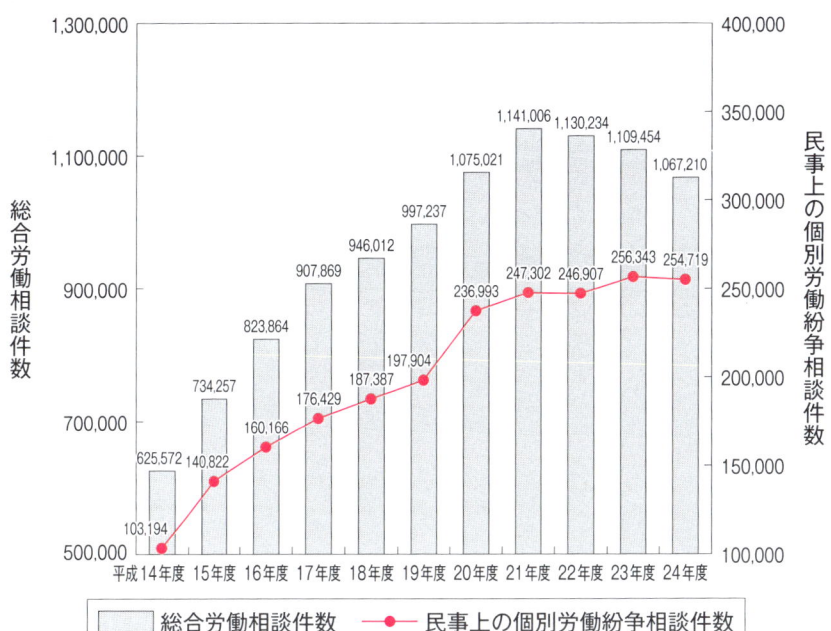

出典：厚生労働省「平成24年度個別労働紛争解決制度施行状況」総合労働相談の状況

期間契約社員（同10.6％）、派遣社員（同4.3％）と、いわゆる非正規社員からの申し出も決して少ないものではありません。この認識をきちんともっておきましょう。

　上記の状況からいえることは、労働者が相談しやすい環境が整備されたということもありますが、"ワーキングプア"という言葉に象徴されるように経済的に追い込まれているケースが少なくないことに加え、労働者の権利意識の高まりによって、実際に多くの相談が寄せられることになったものと考えられます。

> ◆ 検討ポイント
> ① 個別労働紛争解決制度における相談件数や相談内容、相談申し出者の割合をどう分析しますか？
> ② 相談件数が高止まりしている背景にあるものを具体的に考えてみましょう。
> ③ 世間一般の労働状況と、あなたの勤める医療機関における人事労務問題とは違いがあるでしょうか？　確認してみましょう。

03 労働に関する主要な法律と改正の動向

　労働に関する法律は1つだけではなく、たくさんありますが、それらをまとめて労働法と呼んでいます。労働法は、労働者の保護・労働者の健康や安全の確保を図るなど労働条件に対する労使の関係を調整しており、主要な法律としては次のものが挙げられます[a)b)]。なお、労働者に関わる法律は労働法以外に、労働者を被保険者とする保険に関する法律がありますが、それは次項（**04**）で説明します。

労働基準法	労使が守るべき最低限の基準を示したもの
労働安全衛生法	労働災害の防止と快適な職場環境の実現のために守るべき条件や基準を示したもの
育児・介護休業法	育児休業や介護休業等を行う労働者の福祉に関する措置を定めたもの
男女雇用機会均等法	雇用において性別にかかわりなく均等な機会が与えられるようにするための措置について定めたもの
最低賃金法	労働者に保障される賃金の最低額等を示したもの
パートタイム労働法	パートタイム労働者の待遇を通常の労働者と均衡のとれた待遇とするための措置等を示したもの
高年齢者雇用安定法	高年齢者の安定した雇用機会の確保等の措置を示したもの
労働契約法	労働契約の成立から終了まで、労働契約についての基本ルールを定めたもの

　労働法は労働環境の変化に応じて適宜改正されています。最近の主要な法改正等を押さえておきましょう。

労働契約法 改正 （2013年4月施行、一部除く）	有期労働契約の新ルールの制定
高年齢者雇用安定法 改正 （2013年4月施行）	65歳までの継続雇用の義務化等
労働基準法 改正 （2010年4月施行）	割増賃金率の変更や時間単位年休の追加等
育児介護休業法 改正 （2010年6月施行、一部除く）	父母ともに育児休業を取得できる環境等の整備等
心理的負担による精神障害の認定基準 制定（2011年12月）	うつ病などのメンタルヘルス不調に関する労災基準の制定

　労働法は、日常的にはなじみの薄いものですが、職員の労働に関することについて非常に重要なことがルールとして決められていますので、職員を管理監督する役職者は基本的なことは知っておかなければなりません。

◆ 検討ポイント

① 労働法をどの程度理解しているか、上記の解説を参考に研究会のメンバーと情報交換し合ってみてください。

② 労働法の改正は、就業規則や関連規則・規程の改定を必要とすることが多いのですが、あなたの医療機関では最近規則や規程の改定はありましたか、確認してみましょう。

③ 就業規則等を改定したにもかかわらず、職員がそのことを知らない場合、その規則は有効だと思いますか？　もし有効でないとすると、どのような周知の方法をとればよいでしょうか？

§1 労働を取り巻く環境と人事労務管理の基本

> **ディスカッション　労働環境の整備**
> # あなたの勤める医療機関の課題・問題とその優先順位は？

　医療機関の人事労務の課題や問題には、「以前から変わっていないものと変わってきているものがあること（**01**）」や、「世間一般の労働トラブルの状況（**02**）」、そして、「主要な労働法とその改正の動向（**03**）」を確認しました。これらを踏まえて、改めてあなたの勤める医療機関における課題や問題を整理してみましょう。

◆ **検討ポイント**

① あなたの勤める医療機関では人事労務の課題や問題にはどのようなものがありますか？（01で検討したものを利用しても構いません）　また、その理由も考えてみましょう。

② ①で挙げられた課題や問題に優先順位を付けるとするとどのような順位になるでしょうか。

※ 次頁にある「表1　人事労務課題・問題の整理表」を利用して①、②についてまとめてみてください。

③ さらに、各々で整理できたら、研究会メンバーと情報交換し合ってみましょう。他のメンバーの報告を聞きながら抜けている課題や問題を発見したら、表に追記してください。そして、改めて優先順位をつけ直してみてください。

④ 検討時間に余裕があれば、どのような手順や対策で課題や問題を解決しますか、考えてみてください。

表1　人事労務課題・問題の整理表

No.	上段：人事労務領域の課題や問題 下段：課題や問題だと考える理由	緊急性	重要性	総合評価点	優先順位
例	部下の労働時間（残業時間）管理について、管理職間でバラツキがかなり大きい 同じ職種でも部署の平均残業時間が月あたり数時間の部署もあれば、60時間を超える部署もあり、職員間に不満が出てきている	2点	3点	5点	○位
1					
2					
3					
4					
5					

備考：[緊急性] 高…3点、中…2点、低…1点　　[重要性] 大…3点、中…2点、小…1点
　　　[総合評価点]＝[緊急性の点数]＋[重要性の点数]
　　　[優先順位] 優先度の最も高いものから1位、2位…とつけていく

04 人事労務管理の基本①
～健康保険等の公的保険制度とは

　医療機関で働く職員が一定の要件を満たせば、公的な保険制度へ加入しなければなりません。これは事業主や職員の意思にかかわらず、法律で義務付けられており、強制加入となっています。

　この公的保険制度で問題やトラブルとなりやすいのが、加入条件をめぐってのことです。そこで本項では各制度の概要とその加入条件を中心にみていきましょう。

　健康保険は、職員やその家族が病気やケガをしたとき、また職員が病気やケガのために職場を休んで賃金が支払われないとき、出産したとき、亡くなったときなどに必要な医療給付や手当金の支給を行う保険です。

　厚生年金保険は、高齢になって働けなくなったとき、障害の状態になったとき、亡くなったときなどにそれぞれ老齢年金、障害年金、遺族年金などの給付を行う保険です。

　健康保険・厚生年金保険には、正規職員のほか、パートタイマー等も一定以上の条件のときには加入しなければなりません。その条件とは、①1日または1週間の所定労働時間が正規職員の概ね4分の3以上、及び②1か月の労働日数が正規職員の概ね4分の3以上となっています。

　雇用保険は、失業したときに必要な給付を行うほか、育児や介護の休業を行うとき、さらに一定の教育訓練を受けるときに給付を行う保険です。

　雇用保険には、①31日以上引き続き雇用されることが見込まれること、及び②1週間の所定労働時間が20時間以上あることが加入条件となっています。

「労災保険」とは、職員が仕事でケガをしたり、病気にかかったとき、その療養のために働けず賃金が得られないときに給付を行う保険です。

労災保険は、労働日数や時間数にかかわらず賃金が支払われる者は原則全員加入となります。パートタイマーやアルバイトも全員対象となります。

なお、一般的には「健康保険」、「厚生年金保険」をあわせて**社会保険**といい、「雇用保険」、「労災保険」をあわせて**労働保険**と言われています[c]。

週所定労働時間が40時間の医療機関では、健康保険・厚生年金保険は週30時間以上のとき、雇用保険では週20時間以上のときに強制加入となりますが、このラインを巡って「保険に入らせたくない・入りたい」、「保険に入ってでも働いて欲しい・入らないように働きたい」という労使間の駆け引きが行われることがあります。その大きな理由は、保険料負担にあると考えられます。保険料負担の例を挙げておきますので、それを見ながら公的保険の加入について考えてみましょう。

表2　公的保険制度の保険料率と保険料（例）

2013年9月1日現在

保険料率等 保険種別	保険料率			月額保険料（月給20万円のとき）		
	事業主分	被保険者分	合計	事業主分	被保険者分	合計
健康保険(*1、2)	4.985%	4.985%	9.97%	9,970円	9,970円	19,940円
厚生年金保険(*2)	8.560%	8.560%	17.120%	17,120円	17,120円	34,240円
雇用保険	0.850%	0.500%	1.350%	1,700円	1,000円	2,700円
労災保険(*3)	0.300%	—	0.300%	600円	—	600円
計				29,390円	28,090円	57,480円

*1 東京都の場合　　*2 標準報酬月額に対して　　*3 メリット制勘案せず

§1 労働を取り巻く環境と人事労務管理の基本

◆ 検討ポイント

① 公的保険への加入で部下や同僚等の職員から「入りたい」または「入りたくない」という声を聞いたことがある場合は、その理由や対応後の結果について、研究会メンバーで情報交換してみてください。

② あなたが医療機関の経営者であるとしたら、**表2**からどのようなことを考え、または対策を講じますか？ 検討し、意見交換してみましょう。

05 人事労務管理の基本②～高年齢者の雇用

「03．労働に関する主要な法律と改正の動向」の項で少し触れましたが、高年齢者の雇用は「高年齢者雇用安定法」で義務付けられています。具体的には、職員の定年は60歳を下回ることは認められず、60歳を超えた後も、原則として65歳まで雇用を継続させなければなりません。

ただし、これは定年の引き上げを求めているのではありません。例えば、定年が60歳であるとすると、60歳から65歳までの間、何らかの形で雇用を継続することが求められているのです。したがって、定年後は労働日数や時間数、職務内容、賃金などの労働条件を変更することも可能です。

医療機関の場合、人材確保が難しいことなどにより、職種によっては以前から65歳まで何らかの形で雇用をしているケースもあるため、高年齢者の継続雇用に関しては、他業種に比べて影響は小さいのかもしれません。しかし、高年齢者雇用安定法では職種を限定することは認められず、すべての職種で雇用を継続しなければなりません。

また、以前は勤務成績や能力等が一定以上の高年齢者だけを選定した上で継続雇用することができていましたが、法改正によりその条件がなくなり、よほどのことがない限り希望する職員に対しては継続雇用が義務となったため、まったく影響がないという訳ではないでしょう。

高年齢者の雇用の延長義務は、若年者の採用に影響を及ぼすといわれています。ある調査[2]によると「若年者の採用を抑制せざるを得ない」と回答した企業の割合が、従業員数1,000人以上では25.6％に対し、従業員数100～299人では40.2％と、規模の小さい会社ほど若年者の採用への影響が大きいことがわかりました。小規模の会社ほど高年齢者の人件費増

加が若年者の賃金等を抑制し、その結果若年者の採用に影響を及ぼしていると考えられます。これは一般企業を対象とした調査ですが、医療機関においても参考にすべきで、高年齢者の雇用のあり方、労働条件をどのように設定するかが大きな課題であるといえます。

また、単に高年齢者を雇用すればよいというだけではなく、高年齢者の中には役職者や経験豊富な者も多いため、後任をどのように育成していくのかを考えて対策をとっていなければなりません。しかし、この課題にも十分対応できている医療機関は少ないのではないでしょうか。

さらに、高年齢者の就労には、高年齢者に適した職場環境の改善や職務の見直しを図って、高いモチベーションで働いてもらうことも必要です。

以上のように高年齢者の雇用では、医療機関においても人件費と後任育成の2つの大きな課題を避けて通ることはできず、さらに「高年齢者」が働きやすい職場づくりとともに「若年者・中堅者」との世代間のギャップを埋めていく工夫を検討しなければならないでしょう。

◆ 検討ポイント

① あなたの勤める医療機関で職員の年齢別構成はどうなっているでしょうか?
② 高年齢者の雇用に関して現在どのような課題・問題があるでしょう?　不明なときは、人事・総務担当者に聞いてみてください。
③ あなたの医療機関の10年後には上記①・②はどのような状況になっていると想定されますか?　また、それに対してどのような対策が考えられ、いつからその準備が必要でしょうか?

06 人事労務管理の基本③〜派遣労働、労働組合

1. 派遣労働

　派遣労働とは、派遣（元）会社が、派遣先（会社）へ、労働者派遣契約にもとづいて労働者を派遣し、派遣先（会社）の指揮命令にしたがって仕事をするという働き方です[3]。

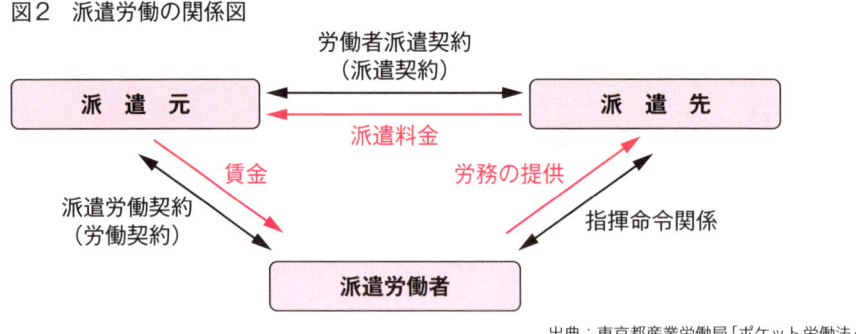

図2　派遣労働の関係図

出典：東京都産業労働局「ポケット労働法」

　なお、医療機関では医師や看護師などの医療関係の業務については派遣労働が禁止されています（ただし、紹介予定派遣や産休・育休等休業取得者の代替要員の派遣は除かれていません）。

　派遣労働は、原則として臨時的・一時的な業務が前提で、最長3年の範囲で受け入れが認められています（一部に派遣受入期間が無制限のものあり）。したがって、3年を超える派遣は臨時的・一時的ではないため、会社は直接雇用に切り替えよというのが労働者派遣法の基本的な考え方ですが、最近この考え方や派遣労働の規制のあり方の見直しが議論されていますので、注目しておきましょう。

また、派遣労働は、請負（業務委託）と似ていますが、本質的に考え方は違います。最大の違いは、請負の場合、労働者に直接的に指示命令をすることができないという点です。医療機関の職員が請負会社の労働者に指示命令をすることは違法になりますので、注意してください。

図3　労働者派遣と請負との違い

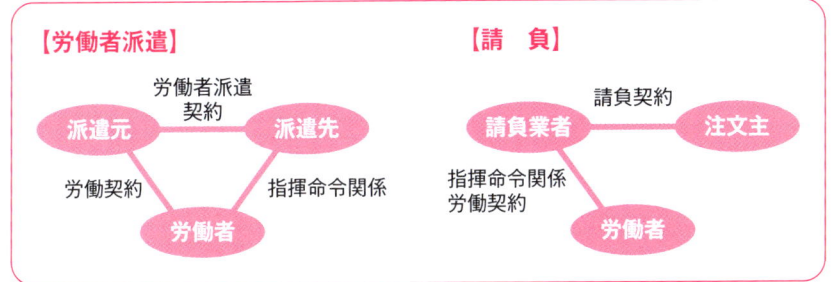

出典：東京都産業労働局「ポケット労働法」

2．労働組合

労働組合は、労働者が労働条件の維持改善を主な目的として、自主的に民主的に運営する団体です。労働組合を結成している医療機関は少ないようですので、あまりよくない印象を持たれている方もおられますが、上記目的を達成するために必要なこととして、労働三権（団結権、団体交渉権、団体行動権〈争議権〉）が憲法で保障されています。

わが国では企業別組合が大多数ですが、昨今の雇用形態の多様化や労使関係の変化により、外部労組（地域労組）などの個人でも加入できる労働組合が増えてきているのが特徴として挙げられます。

労働組合との関係において注意が必要なのは、不当労働行為です。使用者（事業主）が労働者や労働組合の正当な活動を妨げるようなことは禁止されており、例えば、以下のような行為が不当労働行為となります。

(1) 労働組合に加入したり、組合を作ろうとしたことを理由に解雇や賃金カットなど労働者の不利益となるような扱いをすること
(2) 労働組合に加入しないことを雇用条件とすること
(3) 正当な理由なしに団体交渉を拒否すること

　労働組合の性質として、労使協調路線をとる組合、一定の緊張関係を保つ組合、労働者の権利の要求実現に使用者へ強い態度で臨む組合などさまざまですが、強い態度で行動するのは外部労組が多いようです。
　なお、原則として、どのような性格の組合であれ労働組合として、目的に合致しており、労働組合の活動として団体交渉の申し入れがあった場合は、その交渉に応じなければなりません。ただし、労働組合の要求を必ず飲まなければいけないということではありません。あくまでも誠実に対応するということが求められているに過ぎません。

◆ 検討ポイント

① 派遣労働を受け入れている医療機関は、派遣労働をどのような部署や職種で活用していますか？　また、派遣労働のメリットやデメリット、上手くいっている点、問題やトラブルなどを研究会メンバーで情報交換してみましょう。

② 労働組合との交渉経験のある医療機関では、どのような交渉を行いましたか？　また、それは上手く交渉がまとまりましたか？　それともかなり難航しましたか？　できれば交渉経過も合わせて情報を提供してください。

§1 まとめ

　このセクションでは「医療機関における労働を取り巻く環境と、押さえておくべき人事労務管理の基本」について解説し、意見交換をしながら考えていただきましたが、皆さんはどのようにお感じになったでしょうか？

　医療機関ごとに直面している、抱えている課題や問題は当然違います。また、人事労務の領域は幅が広く、さらに答えが1つではなくグレーな部分があるため、厄介で難しく感じられた方もいたかもしれません。

　筆者の経験上、人事労務の課題や問題は、「本当に困った」という事態に直面しない限り認識が薄く、計画を立てて本格的に取り組む医療機関は少ないように感じます。

　しかし、医療"経営"の重要な部分として、人事労務管理は欠かせません。医療機関は職員が医療サービスや関連サービスを提供することで成り立っている労働集約型産業です。立派な施設に建て直したり、高度な医療機器を購入したりすることも患者サービスには有効に働くと思いますが、サービスの質を上げ、業務を効果的・効率的に行うのは職員です。

　そうだとすれば、職員のもつ能力を高めて最大限に引き出せるように働きやすい就労環境を整備し、職場の規律を維持または向上させること、すなわち人事労務課題への組織的な取り組みが非常に重要だということになります。

　したがって、人事労務の法律・知識の基本を学んで課題や問題を整理し、各医療機関における状況・条件に適した対策を検討し、実施していくことが大事です。皆さんには、このことをまず理解してもらいたいと思います。

SECTION §2

労働条件と人事労務管理の重要ポイント

07 労働に関する大前提をまず理解 ～医療機関と職員とは雇用の関係

　医療機関とそこに勤める職員とは雇用関係にあります。あたり前のことですが、重要なことですので改めて確認しておきましょう。

　雇用関係は、雇用契約を締結することによって始まります。この締結にあたっては、事業主は職員に対して、賃金や労働時間などの労働条件を必ず明示しなければなりません。

　特に重要な次の5項目については、職員に対してきちんと書面にて契約を締結、または書面を交付しなければならないことになっています[4]。

(1)　契約はいつまでか（労働契約の期間に関すること）
(2)　職員がどこでどんな仕事をするのか（仕事をする場所、仕事の内容）
(3)　仕事の時間や休みはどうなっているのか（始業・終業の時刻、残業の有無、休憩時間、休日・休暇、交替制勤務のローテーション等）
(4)　賃金はどのように支払われるのか（賃金の決定、賃金計算と支払いの方法、計算の締切と支払日の時期）
(5)　職員が辞めるときのきまり（退職に関すること（解雇の事由を含む））

　この義務は労働基準法や労働契約法等の法律で決められていますが、ご存じない医療機関もあり、雇用契約書や労働条件通知書を作成していないケースもあるようです。特に、パートタイマーや期間契約職員などの有期雇用者は疎かになりがちです。

　労働条件を口頭だけで済ませてしまうと、後で「言った、聞いていない」

という不毛な対立、トラブルに発展しかねませんので、きちんと扱っておきましょう。

　医師も経営者でない限り、基本的には雇用の関係にあります。たとえ大学からローテーションで派遣されていても、または月1回しか勤務しなくても労働者であることに違いはありません。

　ただし、ある特定の仕事や研究を部外の人に頼み任せる場合の嘱託医や嘱託員などは、雇用ではなく請負（業務委託）となる場合もあります。これとは別に、定年後に継続して働いている人を嘱託職員と呼ぶケースがありますが、このときは雇用の関係になります。同じ嘱託という名称を用いても、契約の内容によって違いますので注意してください。

　看護学生などが実習に来ているときは、もちろん雇用の関係ではありませんが、実習を離れてアルバイトとして時給が支払われるときは、雇用の関係に入り、労働基準法等が適用されますので、雇用契約書等で条件が明示されていなければなりません。

　理事など役員は、医療機関との委任関係となり、雇用の関係とは異なりますので、労働基準法等は適用されません。ただし、労働者性をもった役員については、労働者として働くときに限って雇用の関係となります。

　そして最後に、事業主・職員の双方が労働条件に合意して、雇用契約が結ばれた後は、その労働条件の下で、双方とも信義に従って誠実に行動しなければならず、自らの権利だけを一方的に、みだりに用いてはならないことを押さえておきましょう。

◆ チェックポイント

次のことを調べてみましょう。

① あなたの医療機関では、職員の雇用形態（常勤・非常勤・嘱託等）はどのような種類と人数構成になっているでしょうか？

② 雇用契約書は、職員全員と締結し、交付されているでしょうか？（労働条件通知書の場合は交付されているでしょうか？）　また、有期の場合、契約更新の都度行われているでしょうか？

08 職場のルールブック～「就業規則」

　労働基準法等の法律は、基本的に会社規模の大小や業種等にかかわらず一律に守るべき最低限度のことを示しています。その条件をクリアした上で、さらに医療機関それぞれで設ける職場のルールが必要となります。なぜなら、それぞれの施設では職場の勤務事情が異なるため、その事情にあったものが必要だからです。人事労務に関しては「就業規則」がその最も重要なルールとなります。

　就業規則は、職員共通の労働条件を定めたもので、それを守ることで労働者が安心して働くことができ、無用のトラブルを防ぐことができます。また、組織の収益を上げるために効率性を高め、患者等に満足してもらえるような仕事をするための職場の秩序や規律を明らかにするという役割をもっています。

　就業規則は「職場のルールブック」または「職場の法律」とも言われ、事業主、職員の双方ともが守らなければならないものです。そのためには、内容をよく理解しておくことが必要です。当然、職場を管理する管理職は内容をきちんと理解しておかなければなりません。医療経営を担う者として期待されている医療経営士も就業規則をよく理解しておきましょう。

　　就業規則の一般的な目次（構成）例を次に挙げてみます。

```
第1章　総則
第2章　人事（採用及び異動等）
第3章　勤務
　　第1節　勤務時間、休憩、休日、休暇
　　第2節　休職、復職
第4章　服務規律
```

> 第5章　定年、退職、解雇
> 第6章　賃金
> 第7章　退職金
> 第8章　表彰、懲戒（または制裁）
> 第9章　安全衛生、災害補償
> 第10条　教育訓練

　章や節の順序や項目名称など、あなたの医療機関のものと違う点も若干あると思いますが、構成は概ね同様のものになっているのではないでしょうか。

　医療機関では、職員に就業規則の説明をしていないところが多いと聞きます。管理職自身も説明を受けたことがなければ、職員へ説明するという意識が働かないのも頷けます。しかし、職場のルールブックである就業規則は、職員に理解させてこそ意味があります。特に、服務規定は組織としての規律を守るためには、職員全員に周知しておかなければいけません。

　筆者は以前、これまで職員に就業規則の説明をしていなかった施設からの依頼で、新入職員研修の1コマを利用して就業規則のポイント説明する機会を得ました。研修後に、出席者より「職場に一定のルールがあること、やってはいけないことや求められている姿とはどういうものかがよく理解できた」という感想をもらいました。短時間でしたが、働く上での職場のルールを理解してもらうことができたのではないかと思います。また、就業規則を説明する大切さを改めて感じました。

　医療機関は、医療行為に関する書類、例えば、「感染症対応マニュアル」や「看護基準手順書」などの業務に直接的に関係する規則やマニュアルは、必要の都度作成し、とても熱心に周知徹底を図っています。

　しかし、人事・労務領域の規程や規則類は十分整備されていないようです。筆者は仕事上、医療機関の「就業規則診断（評価）」をすることがありますが、ほとんどが合格点を取れていません。「労働基準法」や「育児介護

休業法」等の法改正に十分に対応できていなかったり、押さえておくべき重要な内容がヌケている、条文前後の整合性がとれていない規則が散見されます。

　また、パート職員等の非正規職員も医療機関にはたくさん働いていますが、その者へ適用させる規則が欠けていたりもします。

　中には、就業規則は他の医療機関や会社のものを丸写ししただけで、管理職が就業規則に何が書いてあるのか知らなかったり、各条文のもつ意味を間違ってとらえていたりして、いざとなったときに使えない状態になっていることもあります。

　くり返しますが、「就業規則」は、職員を雇う上で最も重要な職場のルールです。あなたの医療機関でもぜひ再点検してみてください。

◆ 就業規則の簡易チェックポイント

① 直近の改定年月日はいつですか？
　最近の労働法の改正を考えると3年以上改定されていない場合は、適法な状態ではないと思われます。
② パート等の非正規職員に適用されるルールは明確になっていますか？
③ 就業規則の改定後は、労働基準監督署へ提出されていますか？
④ 賃金（給与）規程、退職金規程、育児介護休業規程、継続雇用規程等も重要な労働条件となりますので、就業規則の一部として取り扱っていますか？　これらも改定後は労働基準監督署への提出も必要です。
⑤ 服務規律や懲戒（制裁）は、医療機関に適した内容になっているでしょうか？　一般企業で利用される服務等にも大事なことが示さ

れていますが、医療機関特有の職場のルールがあるはずです。
⑥ どの職場でも、誰にでも確認できるよう就業規則が保管され、また周知されていますか？
⑦ その他に、時間外労働・休日労働に関する労使協定書（通称３６(サブロク)協定といわれています）が締結され、労働基準監督署へ毎年届出ているでしょうか？　また、時間外労働の上限時間は月あたり何時間ですか、１年間では何時間を上限としていますか？　確認してみましょう。

09 パートタイマーの雇用
～有期労働契約の新しいルール（労働契約法）

　医療機関では、パートタイマーや期間契約の職員（以下、「パート職員」といいます）がたくさん働いており、なかには重要な職務にあたっている者もいます。医療機関にとっては欠かせない存在でしょう。

　そのパート職員も雇用の関係にあることは、07の項で学びましたが、その者に対する有期労働契約について新しいルールが、労働契約法の改正によってできましたのでご紹介しましょう。

(1) 無期労働契約への転換：有期労働契約が反復更新されて通算5年を超えたときは、労働者の申込みにより、期間の定めのない労働契約（無期労働契約）に転換できるルールです。

(2) 「雇止め法理」の法定化：一定の場合には、契約期間満了というだけでは使用者による雇止めが認められないことになるルールです。

(3) 不合理な労働条件の禁止：有期契約労働者と正規職員等（無期契約労働者）との間で、期間の定めがあることによる不合理な労働条件の相違を設けることを禁止するルールです。

　詳しくは、厚生労働省作成のパンフレット「労働契約法改正のポイント」[※]を参照してください。

※ http://www.mhlw.go.jp/seisakunitsuite/bunya/koyou_roudou/roudoukijun/keiyaku/kaisei/

◆ **事例**

次のトラブル事例を読んで、下記の質問について各自で考えてみてください。また、研究会メンバー間で意見交換してみてください。

『パート職員の期間満了による「雇止め」トラブル』

雇用は1年単位の更新契約で、既に10年を超えているパート職員がいます。本来正規職員がやるべき業務を正規職員が採用できなかったため、代わって担当するなど優秀です。しかし、院長は将来のことを考え、そろそろ若手の職員に切り替えて行こうと決断、その者が近々契約期間の満了日を迎えるため、満了日の30日前に雇止めを通知したところ、その者から「雇止めは納得できない。仕事がなくなれば、すぐに生活に困るので引き続き雇って欲しい」と強い訴えがありました。話し合いを行ったのですが、いまだに納得が得られていません。

◆ **問題**

① このケースの「雇止め」は有効だと思いますか？　また、その根拠は何でしょうか？　もし、雇止めが無効だとすると、有効にするためにはどのような条件が必要だと思いますか？
② あなたがパート職員の上司なら、この問題にどう対応しますか？

◆ 検討テーマ

① パート職員の勤続年数はどの程度でしょうか？ …平均○年、最短○年、最長○年

② パート職員が担当する業務は、臨時的なものや職員が入れ替わっても容易にこなせるものでしょうか？ 実際の職務内容を書き上げてみましょう。

③ パート職員を今後どのように活用しようと考えますか？ 経営面と職員のモチベーション面の2方向から検討してみてください。

◆ 検討テーマ

① 直近3年間の採用者数（職種、新卒・中途の別）を調べてみましょう。
② 部署ごとまたは職種ごとに離職率（1年間の離職者数÷その1年間の期首（または期末）の在籍者数×100）を計算し、離職率の特に高い職種または部署について、その理由を考えてみましょう。
③ 医療機関で働いた経験ない者への入職直後の教育研修はどのようにしていますか？また、経験者への入職時の教育研修はどうでしょう？　研究会メンバーそれぞれの医療機関でのやり方を情報交換してみてください。

11 人事労務管理の重要ポイント②〜離職時の管理

　経営を考えると、一定の離職は医療機関にも必要です。離職率が低過ぎると職員が固定化され、人件費が膨れることになるからです。

　しかし、せっかく育てた職員が想定以上に多く離職することは、とても残念です。特に、看護師については採用難の状況ですから、改善を図りたいと考えている施設は多いはずです。「奨学金の返済免除期間が経過するとほとんどが離職する」、「何人かはこれから職場のリーダー的な役割を期待したいと思っているが、定着せず常に新人ばかりになる」、「看護師が採用計画どおりに進まず、7対1加算が危うい状態」という話はよく耳にします。

　優秀な職員の離職が続く場合は、かなりの痛手となります。施設に魅力がなかったり、またはトラブルによって離職を決断させてしまうのかもしれません。このようなことは、あなたの医療機関では起きていませんか？

　ある調査[5]）で「従業員の退職の理由が『家庭の事情』というのはウソ」という結果が出ています。しかも、企業側は「家庭の事情」という退職理由を本当だと信じているのです。本当の理由を見抜けないと、効果的な離職防止対策をとることはできません。

　あなたの医療機関では、離職をどのように考えていますか？　単に職員が減るということから一歩進めて考えてみましょう。例えば、看護師が出産や子育てでやむを得ず離職する場合、出産や子育てが落ち着けば、看護師として再び仕事に復帰することも考えられます。再就職してくれれば、求人広告費や教育などいろいろな面で助かるでしょう（もちろん、育児休業制度をフル活用して、離職させないような工夫も大事であることを付け

加えておきます)。

そのためには、トラブルなく円満な形で退職させることや、この医療機関で勤めてよかったと思わせる工夫や環境づくりが大事です。

また、離職時の労務管理も重要です。辞めていくのだからと労務管理が疎かになりがちですが、丁寧さを欠いてはいけません。次のようなことができているでしょうか、確認してみましょう。

(1) 退職願い(退職届)は、就業規則で決められている通りに退職日より一定期間以上前に、提出させる。
(2) 年次有給休暇の未消化分は、できるだけ取得させるようにする。
(3) 離職票をはじめ離職に関する事務手続きは、ミスなく一定期限内に確実に済ませる。
(4) 患者情報や職場の機密情報を流出させてはいけないことを、説明したり、誓約書を提出させるなど念には念を押す。

◆ 検討テーマ

① 退職する職員の退職願い等に書かれている退職理由を挙げてみましょう。また、部署長は本当の退職理由をつかんでいるでしょうか? 確認してみてください。
② あなたの医療機関では、どのような離職防止対策をとっていますか? また、それは有効に働いていますか? 確認してみましょう。
③ あなたの医療機関の理想とする人員構成は、どのようなものでしょうか?

12
人事労務管理の重要ポイント③
～雇用の終了（解雇・退職勧奨）

　人事労務トラブルで最も大きな問題に発展するのが、解雇や退職勧奨のときです。

　解雇は、事業主から職員に対して一方的に雇用関係を破棄（労働契約を解除）するため、職員にとっては急に職がなくなり、給与がもらえなくなる訳ですから大問題です。

　退職勧奨は、事業主と職員との間で話し合いがもたれ、双方合意の上の退職となりますので解雇とは違いますが、結果的には同じ状態になります。退職勧奨のプロセスにおいて事業主から強要されたとか、嘘の説明をされたということになると、大きな問題に発展する危険性があります。

　医療機関の事業主や管理職の中には、労働基準法第20条に規定されている「解雇の予告」をみて、「30日前までに解雇の予告をし、または30日分以上の平均賃金を払えばよい」と単純に考えている方がいますが、それは間違いです。これは、解雇を職員が受け入れた場合や解雇の正当性が認められる場合であって、どのような状況でもこのルールが使えるわけではありません。

　解雇については、労働契約法第16条に「解雇は、客観的に合理的な理由を欠き、社会通念上相当であると認められない場合は、その権利を濫用したものとして、無効とする」と規定されており、解雇のハードルは低いものではありませんので、慎重に取り扱ってください。

◆ 事例

次のトラブル事例を読んで、下記の質問を各自で考えてみてください。また、研究会メンバー間で意見交換してみましょう。

『上司の一言が発端となった解雇トラブル』

せっかちで怒りっぽい上司が、ある時、能力のやや低い部下に対して、「いつも注意しているが、まだそんなこともできないようなら、辞めてしまえ」とつい怒鳴ってしまいました。翌日以降、部下は出勤しなくなり、職場の同僚が心配していると、外部労働組合（地域労組）が突然会社に乗り込んできて「不当解雇だ。取り消せ」と強く訴えてきました。

人事担当者は事情がわからず、急遽上司を呼んでやっと状況を把握したのです。上司は「そのようなつもりで言っていないが、正直辞めてもらいたいと考えていた」と言っています。

この事態を知った職場の同僚の間には大きな動揺が出ています。

◆ 問題

① このケースでは、何がいけなかったのでしょう？
② この上司は、どうすべきだったと思いますか？
③ このケースを教訓として、今後このようなことが起こらないようにするためには、医療機関としてやるべきことは何でしょう？

§2 労働条件と人事労務管理の重要ポイント

◆ 検討テーマ

① 解雇や退職勧奨でトラブルになった事例があれば、どのような経緯で、なぜトラブルになったのか、結末はどうだったのかを整理してみましょう。また、そのことについて差し支えのない範囲で、研究会メンバーと意見交換してみてください。

② 解雇の条件としての「客観的な理由」、「合理的な理由」、「社会通念上相当」とは、どういうことか考えてみましょう。

③ やむを得ず解雇しなければならない場合があったとしても、事業主側として解雇という決断に至る前にやっておくべきことがあります。それは何か考えてみてください。

§2 まとめ

「労働条件と人事労務管理の重要ポイント」について学び、意見交換をしながら多角的に考えていただきましたが、まずは、医療機関で職員(パート職員等の非正規雇用者を含む)を雇い働かせるには、「労働基準法」や「労働契約法」等の労働法、そして職場のルールブックである「就業規則」を十分に理解しておかなければなりません。なぜなら、職員の働きやすい職場づくりを進めるには、法令の遵守、そして事業主と職員が共に決められたことをきちんと守っているということが大事だからです。しかし、実際のところ、医療機関でのこれらの理解や認識は十分とはいえません。

労働法や就業規則は、知れば知るほど広くて深いものがあります。同類の労働判例であったとしても結論は1つではありませんが、まずは基本的なところを丁寧に学んでください。これは事業主や人事労務担当者だけではなく、現場の管理職にもいえます。

それでも、大小の違いはあれ労務トラブルは起きるでしょう。トラブルが生じたときに大事なのは、労働法や就業規則等をもとに考え、真摯に対応することです。もし、事業主や管理職に適法や適正でない部分があったにもかかわらず、それを隠そうとすれば、ますます大問題に発展します。反省すべきところは反省しながら改善の手を打つことが大事です。職員側が無理難題を押しつけてくるようであれば、根拠をもとに毅然とした態度をとる必要があります。

以上のように人事労務管理の基本中の基本は、労働基準法等の労働法と就業規則にあります。しっかりと学んで身につけてください。その上で、職員を大切にする人事労務管理の工夫を行っていただくようお願いします。

表4 各種手当一覧表

No.	手当名称	頻度区分	支給の目的や内容、対象者	規定有無
例	家族手当	◎	扶養家族をもつ職員に支給 配偶者2万円、子…第1子1万円、第2子以降5千円／人 父母5千円／人	有
1				
2				
3				
4				
5				
6				
7				
8				
9	賞与	○	ボーナス 支給は　　月、　　月、　　月の計　　回／年	

※頻度区分：毎月支給される手当には…◎、年に数回支給される手当には…○、
　　　　　　支給時期等が決まっていない手当には…△

◆ 検討テーマ

作成した「各種手当一覧表」をもとに検討しましょう。
① 研究会メンバーが勤める医療機関の各種手当について情報交換した上で、わかる範囲でどうしてその手当が必要なのかなど、それぞれの職場の事情について意見交換してみましょう。
② 各種手当は給与規定にわかりやすく規定されていますか、曖昧ではありませんか？　規定と実際の支給とがきちんと結びついていますか確認してみてください。

13 医療機関で最も大きな経費「人件費」をどう分析する?

　医療機関の経費で最も大きなウエイトを占めるのは「人件費」です。この人件費をどうコントロールしていくかが、医療経営の最も大きな課題の1つであることは間違いないでしょう。病院と診療所(有床・無床)、急性期・慢性期、診療科、看護体制、地域などによって、医療機関それぞれの人件費は当然異なりますが、現状をどう分析し、今後どのように維持または改善していくかを検討することは、医療経営士としての重要な役割ですので、本項で考えてみましょう。

　人件費の数字に隠れている情報は、たくさんあります。単年度だけでなく、複数年度にわたって変化や傾向、その背景を分析してみてください。「**表3　人件費の分析表**」は、人件費を分析するにあたっての基礎的な項目です。研究会等に参加するにあたってメンバーは事前に自院のデータを調べ、数字を書き込んでおいてください。

　ちなみに、厚生労働省が調査している全国の医療機関の経営状況の集計

表3　人件費の分析表

	人件費率(対医業収入)	医業収益率(対医業収入)	医業収入の伸び率(対前年比)	職員数		採用職員数		職員の平均年齢	
				正規	非正規	正規	非正規	正規	非正規
前年度(　　年度)	％	％	％	人	人	人	人	歳	歳
前々年度(　　年度)	％	％	％	人	人	人	人	歳	歳
前々々年度(　　年度)	％	％	％	人	人	人	人	歳	歳

※医療機関によっては、人件費や収入等の数字を㊙扱いにしているところもありますので、パーセンテージで扱うことで統一します。また、職員に関することでも正確な数字を出しにくい施設は、おおよその数で構いません。

SECTION §3

データなどからみた
人事労務管理

結果は次のアドレスからアクセスして見ることができますので、参考としてみてください。

※厚生労働省ホームページ「病院経営管理指標」
http://www.mhlw.go.jp/topics/bukyoku/isei/igyou/igyoukeiei/kannri.html

◆ 検討テーマ

作成した「人件費の分析表」をもとに検討しましょう。
① あなたの医療機関の直近3年間の人件費等を、医療経営士としてどう分析しますか？
② あなたの医療機関で最適と考える人件費率はどの程度でしょう？また、その根拠とは何でしょう？
③ ①、②について、研究会メンバーと情報交換し、他施設から学ぶべきことや参考となることをまとめてみましょう。

14 「各種手当」は医療機関の事情を反映する

　職員に支給される給与のうち、「手当」は医療機関それぞれの事情を反映するといわれています。時間外勤務手当・休日出勤手当・深夜割増手当などの勤務実績があり労働基準法で支給が義務付けられているもの以外の手当は、支給するかしないかは各医療機関に任されているからです。極端にいえば、前述した時間外勤務手当等以外は賞与を含めて支給しなくても法律上は問題ありません。

　しかし、それでは職種や勤務条件の異なる職員のいる医療機関では、公平性が保てず、職員は給与に不満を募らせることになります。そこで、勤務の条件に応じて各種の手当を設け差をつけることにしています。また、職員の属性によって支給されることもあります。家族手当や住宅手当などはその代表的なもので、職場での働きには直接関係ありませんが、職務へ専念できるよう家庭生活の安定を図るという目的のものです。

　手当を支給するとすればどのような条件（支給範囲や金額など）を設定するかも、各医療機関に任されていますので、職場の事情が強く反映されます。

　次頁の「**表4　各種手当一覧表**」は、各種手当が医療機関によってどのように支給され、何が違っているのかを情報交換し、理解するための基礎資料です。研究会等に参加するにあたりメンバーは自院の手当を事前に調べ、書き込んでおいてください。

　なお、手当は名称が同じであっても、支給目的や支給内容が異なることがあります（例：調整手当）。また、支給対象範囲が異なることもあります（例：家族手当）ので、そのあたりもきちんと把握しておきましょう。

15 軽視できない「残業時間」と「時間外手当」

　医療機関は、他業種と比べて長時間労働になりがちな職場といわれています。その背景には、いろいろな要因があるでしょう。しかし、医療機関で働く職員だとしても労働者に変わりありませんので、労働基準法等に基づいた労働条件の中で働かせなければならないのはいうまでもありません。そこで、本項では残業時間に焦点をあてて、労務管理のあり方を考えていくことにしましょう。

　最近は、「サービス残業（賃金不払い）」で事業主側が訴えられたり、長時間の残業がもとで職員が「メンタルヘルス不調」に陥ったりするなど、労働時間の管理がきちんとなされていないと、かなりの確率で深刻な問題に発展します。

　不測の事態を招かないために、まずは労働時間の把握とその管理がとても大事ですので、しっかりと理解しておきましょう。

　次頁の「**表５　残業時間と時間外手当**」は、医療機関の残業に関することを分析するにあたっての基礎的な項目です。研究会等に参加するにあたりメンバーは事前に調べ、データを書き込んでおいてください。

表5 残業時間と時間外手当
●正規職員(常勤職員)対象

	月あたり平均残業時間		月あたり最長の残業時間（休日労働含む）	月あたり時間外手当総額（休日出勤手当含む）
	所定労働日の残業	休日の労働		
前月 (　　月)	時間	時間	時間	円
前々月 (　　月)	時間	時間	時間	円
前々々月 (　　月)	時間	時間	時間	円

残業の多い職種	
残業の少ない職種	
36協定の月あたり上限時間数	
36協定の年あたり上限時間数	

※36協定とは労働基準法第36条に規定されている「時間外労働・休日労働に関する労使協定」

◆ 検討テーマ

作成した「残業時間と時間外手当」の表をもとに検討しましょう。

① あなたの医療機関の「残業時間」、「時間外手当」をどう分析しますか？　また、他の医療機関の分析も参考にしてみてください。

② 長時間労働の悪影響として考えられることを研究会メンバーで話し合ってみましょう。

③ 残業対策は、まず労働時間の適正な把握とその管理といわれていますが、グループのメンバーそれぞれの医療機関ではどのように工夫しているのか、情報交換してみましょう。

16 求人募集の工夫

　看護師をはじめ人材確保が難しい医療機関で、就労環境の整備は大事ですが、まだ働いていない人に施設や職場のことを知ってもらい、ここで働きたいと思わせる求人募集の工夫も非常に重要なことです。

　本項では、それぞれの医療機関が、求人募集の活動でどのような方法を用い、どのような工夫をして成果を出しているかを一緒に考えていくことにしましょう。

　一般的な求人募集には、次のような方法があります。

(1)　求人の募集広告（新聞や折り込みチラシ、フリーペーパー）
(2)　自院ホームページでの掲示などインターネットを利用した求人案内
(3)　ハローワーク（公共職業安定所）への求人票掲示
(4)　人材紹介会社・人材派遣会社へ、求職者紹介の依頼
(5)　大学や専門学校へ、求職者紹介の依頼
(6)　就職フェア等への参加による求人活動
(7)　職員からの紹介　など

　次に、上記のような方法のうちいずれかをとるとしても、他の医療機関と同じことをしていては、求職者はなかなか思うように集まってくれません。他との差別化を図って、求職者に注目をしてもらわなければなりませんが、例えば、折り込み広告で求人案内を出す場合、広告を出す時期・タイミング、そして広告の内容（コンテンツ）で自院の特徴をアピールし、応募したい、問い合わせてみたいと思わせることが大事です。

一方で、求人募集活動には費用が伴います。方法によっては、かなり高額な費用になりますので、それに見合う結果が求められます。

　さらに、その医療機関に適した人を採用するためには、採用選考も非常に重要です。職員が足りないから応募者なら誰でもいいというわけにはいきません。採用してから「しまった」とならないためにも、採用試験や面接時にも工夫が必要です。

◆ 検討テーマ

① あなたの医療機関では、どのような方法で求人募集活動を行っていますか？　この1年間に行った方法を列挙してみましょう。

② ①の方法において、あなたの医療機関の特徴・アピールポイントはどこにありますか？　ピックアップしてみましょう。

③ 求人募集にかかる費用は、昨年度おおよそどの程度の総額になっているか調べてみましょう。また、かけた費用に見合う結果は得られていますか？　検討してみてください。

④ 求人募集広告費から、採用や入社手続きにかかる費用、入職時の教育研修費など新卒の職員1人を育てあげるまでには、どの程度のお金がかかっていると思いますか？　一度、試算してみましょう（試算の考え方はいろいろありますが、採用試験官や新人教育担当者等の人件費も今回は計上してみてください）。

1）	求人募集広告にかかる費用………………	万円／1回
2）	採用試験・面接にかかる費用…………	万円／1回
3）	入社手続きにかかる費用………………	万円／1回
4）	入職後の新人教育研修にかかる費用…	万円／新人1人
	計	万円

§3 データなどからみた人事労務管理

§3 まとめ

　§3では、データなどからみた人事労務管理というテーマで勉強しました。人事労務の業務に携わったことのない人には少し難しかったかもしれませんが、医療経営士として医療経営に貢献する上では、欠かせない非常に重要な内容ですので、しっかりと理解し、考え方を身につけてください。

　データをまとめるには、人事・総務担当者は自らの業務を振り返ることができたと思います。人事・総務の業務に携わっていない人はその担当者に聞いたり、質問したことでしょう。他部署の職員に協力を得ることは、経営分析をするときに絶対に必要なことです。単に数字だけでは把握できないことも、関係者からさまざまな情報を引き出すことができるからです。

　また、他の医療機関とデータの情報交換をしました。医療機関ごとに条件は異なりますので、これが正しいというものはありませんが、自院に持ち帰って参考にしたい情報は得られたのではないでしょうか。また、採用募集においては、さまざまな工夫が行われていることがわかったと思います。これは、医療経営士の研究会だからこそできることだと思います。

　本文でも書きましたが、医療機関の経費のうちで最も大きいのが人件費です。これをどうコントロールしていくかが医療経営の最大の課題ですが、ただ数字を押さえるだけではダメで、数字の裏に隠れているものを理解し、適切に対応していくことが大事です。隠れているものは、人事労務管理をきちんと行い、また課題や問題が出てきた場合は真摯に向きあって解決し、改善していくという姿勢があってはじめて明らかになるものだと思いますので、医療経営士として、数字の裏にあるものまで読み取れるように見方、考え方を深め、またその姿勢を身につけてください。

§4
SECTION

職員の離職防止のための人事労務管理

17 役割・責任と処遇との関係を合理的に説明するツール「人事評価」

　§4のテーマは、職員の離職防止ですが、離職防止にはやりがいづくりやモチベーションアップも含めて考えることが大事です。

　ところで、企業には説明責任が求められていますが、今後もあらゆることに説明責任が求められることになるでしょう。認識の薄い医療機関もあるようですが、医療経営士として、意識を高めてください。

　例えば、「役割（職務の内容）や責任」と「処遇」の説明を考えてみましょう。正規職員だけではなく、有期契約職員までも含めた組織全体における、「役割・責任」と「処遇」が整合性の取れている状態でなければなりません。

　それを根拠づけるのは、役割や階層等で設けられた「人事の仕組み」と「人事評価（人事考課）」です。「役割と責任を公正、適正に評価したところ、あなたの給与はこうです」ときちんと説明できることが大事です。

　人事評価は、職員全員が満足するものではありませんから、厳しい評価結果がでれば不満を感じる職員も出るでしょう。人が他人を評価するという人事の仕組みの中でも最も難しい部類に入りますので、問題も多々出てきます。

　しかし、組織として求め期待する職員像を明確にして、期待に沿っていることは評価を高くし、期待に反していることは評価を低くする。当たり前のことですが、組織の期待する職員像に導いていくブレない仕組みと姿勢が大事です。

　なお、人事評価は「ダメ出し」や「欠点を指摘」することではありません。良い面を褒めて伸ばし、良くない面をどのようにすれば改善できるかアド

バイスを与え、期待する職員像に向けて1歩1歩ステップをアップさせるためのツールです。人事評価のフィードバック面接では、部下から「上司と話し合えたのはとてもよかった」、「今後の課題について方向性がわかったので頑張ります」という気持ちにさせることもできます。

医療従事者もキャリアアップを見える化することが求められています。看護師のクリニカル・ラダーは有名ですが、他の職種でもキャリアアップを仕組みが必要です。そして、このキャリアのステップアップにも評価は必要です。

以上のように職員に対する説明責任を果たす上でも、やりがいをもたせるためにも人事評価は欠かせません。しかし、中には評価制度を導入しただけで満足する医療機関もありますが、それではいけません。職員の納得性を上げる取り組みや改善を継続して行うことが大事なのです。

◆ 検討テーマ

① あなたの医療機関では、期待する職員像は明確になっていますか？　研究会メンバーと情報交換してみましょう。
　明確になっていなければ、医療経営士であるあなたとしてはどのような期待職員像をイメージしますか？　役割や階層ごとに考えてみましょう。
② あなたの医療機関には、人事評価（人事考課）が行われていますか？　上手く機能している場合はその理由を、問題がある場合はその原因を研究会メンバーと情報交換してみましょう。

18 定着率に大きく影響する職場でのやりがいづくり

　医療機関に勤める職員は、「患者様のために」と、仕事そのものに誇りをもち、やりがいをもっています。しかし、職員に職場満足度アンケートをとると、満足度は低く、いろいろな問題が出てきます。なぜでしょう？
　医療機関はチームで医療サービスを提供しています。いわゆるチーム医療ですが、それを十分に機能させるにはチームメンバーの協力・連携は欠かせません。しかし、この協力・連携が思うようにできていないのではないでしょうか。例えば、以下のようなことはありませんか？

(1) 必要な情報がきちんと伝わっていない
(2) 特定の者や職種の力が強すぎて、他の職員は無理を強いられることが多い
(3) チーム医療のメンバーとして同等にみてくれない
(4) メンバーがそれぞれ言いたい放題でまとまらない、またはまとめる者がいない
(5) パワハラやセクハラがある
(6) 問題や課題を改善しようという姿勢がない
(7) 人間関係が悪い　など

　このようなことはチームの協力や連携を阻害します。
　また、組織の理念や行動方針、年間計画が適宜明確に示され、十分な説明が行われていることが職員の結束を高めるといわれていますが、これらが明確に示されていないと、職場はどの方向に向かって進んでいるのかが

§4 職員の離職防止のための人事労務管理

わからず、職員のベクトルが揃いません。モチベーションも上がらないでしょう。

業務負荷が適度であることも職員のやりがいや定着率を左右します。新卒で資格を取得したばかりの新人に負荷をかけ過ぎるとパンクしてしまいます。上司や先輩職員は、そのつもりがなかったとしても、新人がついて行けない状態が続くとやりがいを感じる前に離職してしまいます。

以上のようなことをまとめてみると、意思疎通が図れていない、すなわちコミュニケーションの問題といえます。この問題は、他の企業にも言えることですが、医療機関も例外ではありません。「わかっているだろう」「そのようなことは当たり前だ」と考えてしまうと、コミュニケーションは改善できません。忙しい職場でそのような余裕はないと反論されるかもしれませんが、チーム医療が十分に機能しなければ何にもなりません。また、忙しいからこそコミュニケーション・スキルを高めることが必要ではないでしょうか。

褒める習慣がない職場も少なくありません。もちろん、何でも褒めろというのは間違いですが、小さなことでも「ありがとう」、「助かったよ」という感謝を込めた褒め言葉は、人間関係を良好なものにし、コミュニケーションも円滑にさせます。

職員のやりがいをもたせたり、モチベーションを高めたりするには、さらに工夫が必要です。例えば、次のようなことです。

(1) 高いレベルの資格に挑戦させる
(2) 医療機関として取り組むプロジェクト活動にメンバーとして参加させる
(3) 部署の年度計画作成に参画させる
(4) 部署内で行う各種のグループ活動にリーダーとして抜擢する

(5)　学会などで発表の場を経験させる
(6)　業務改善で相違工夫を認める
(7)　提案制度で改善提案を推奨する
(8)　永年勤続等で表彰する
(9)　清掃や物品の整理整頓などの目立たない気配りや心配りに対して、感謝の意を伝える
(10)　サンクスカードでお互いの良い点を褒め合う(サンクスカードとは、「○○さん、□□のときに手伝ってくれてありがとう」など日常業務の中の小さな出来事をカードに書いて褒め合うという仕組みです)
(11)　上記のようなことを院内広報誌で取り上げる

　以上は、あくまでも一例ですが、職員にやりがいをもたせたり、モチベーションを高めたりするときに、大事なことは職員を認め評価する、それを医療機関や職場に風土として定着させることです。このような職場になれば職員のやりがいも高まるものと思います。

◆ 検討テーマ

① あなたの医療機関では、職種間や部署間、先輩と後輩との間のコミュニケーションは十分とれていると思いますか？　先に挙げたような良くない例はありませんか？　研究会メンバーで意見交換してみましょう。
② やりがいを持たせるために、あなたの医療機関では具体的に、どのような工夫や対策を行っているでしょうか？　またそれはどのような効果をもたらしているでしょうか？

19 信頼される上司とされない上司

　ある調査[6]では、たとえ厳しく叱られてもついていきたいと思う上司のタイプとして「いざとなったら責任をとってくれる」、「ふだんからよく部下の状況を把握・理解してくれている」、「人間として尊敬・信頼できる」などが挙がっています。

　一方、叱られたくないと思った上司としては「人間としてあまり尊敬・信頼できない」、「いざというときに責任をとってくれないことがある」、「部下の状況について、細かいところまで把握・理解していない」となっています。

　この両者とも注目している項目は同じ「尊敬・信頼」、「責任」、「部下の把握・理解」です。この3つのワードは覚えておくとよいでしょう。

　この設問は「部下を叱る」というテーマのもとにアンケート調査されたものですが、上司として叱ることの必要性を感じつつも、部下がついてこない、すぐに辞めてしまう、パワハラだと言われてしまうなど、どう叱ったらよいかわからないという苦悶があるようです。しかし、組織として活動している以上、注意指導は絶対に必要です。その方法の1つに叱るということが含まれます。上司として叱る経験が減る中で迷うこともあるかもしれませんが、上記のアンケート結果を参考に、部下を引っ張っていく力をつけてください。

　もう1つ興味深い調査結果があるのでご紹介しましょう。上司と部下との職場のコミュニケーションに関する意識調査[7]です。

　「図4　日本の課長と一般社員」の①、②では、上司のほとんどは部下のことを「理解できる」と考えていますが、36.5％もの部下が上司は部下の

ことを「理解していないと思う」と回答しています。さらに③、④では、こちらも上司のほとんどは部下を「褒めている」と回答しているのに対し、約半数の部下は上司は部下を「褒めない方だ」と思っています。

図4　日本の課長と一般社員

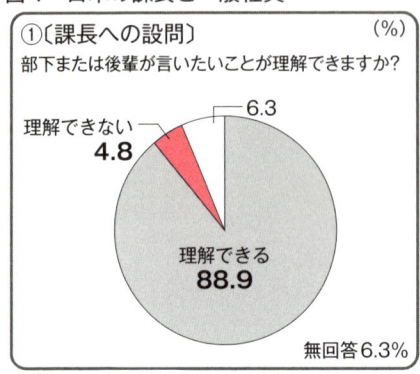

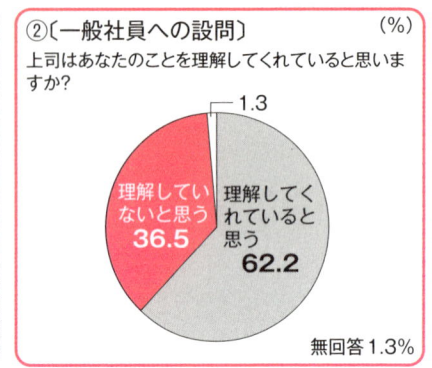

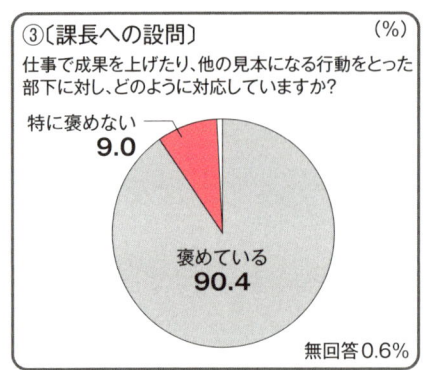

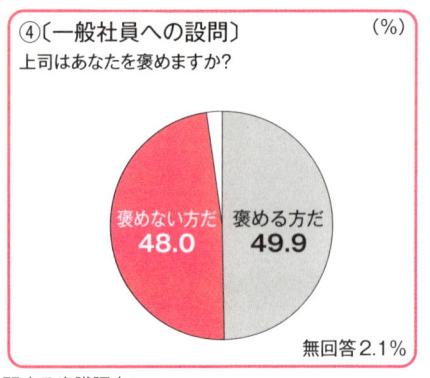

①〔課長への設問〕　(%)
部下または後輩が言いたいことが理解できますか？
- 理解できない 4.8
- 6.3
- 理解できる 88.9

無回答6.3%

②〔一般社員への設問〕　(%)
上司はあなたのことを理解してくれていると思いますか？
- 1.3
- 理解していないと思う 36.5
- 理解してくれていると思う 62.2

無回答1.3%

③〔課長への設問〕　(%)
仕事で成果を上げたり、他の見本になる行動をとった部下に対し、どのように対応していますか？
- 特に褒めない 9.0
- 褒めている 90.4

無回答0.6%

④〔一般社員への設問〕　(%)
上司はあなたを褒めますか？
- 褒めない方だ 48.0
- 褒める方だ 49.9

無回答2.1%

出典：日本生産性本部「職場のコミュニケーションに関する意識調査」

　このギャップの大きさこそが、今の職場の状態を典型的に表しているのではないでしょうか。もちろん、世代間のギャップは今後もなくならないでしょう。今の上司も昔は、上司に理解されなかったという経験をもっているはずです。完全になくすことは不可能ですが、若年者を中心にコミュニケーション能力が低下してきていますので、上司の姿勢が変わらないま

まだと、このギャップがさらに大きく開いてしまいます。

したがって、上司はコミュニケーションに関する理解を深め、コミュニケーション・スキルを高める必要があります。医療機関は多職種で、多様な経験をもつ職員が多いため、なおさら重要だと思います。

◆ 検討テーマ

① あなたが上司から厳しく叱られたときどう思いましたか？ また、それはどのようなタイプの上司でしたか？
②「図4 日本の課長と一般社員」の①〜④をみてどう思いましたか？ 今、上司の方は上司の立場から、部下の方は部下の立場から考え、研究会メンバーと意見交換してください。
③ あなたの医療機関で、コミュニケーション・スキルを高める工夫としてどのようなことが行われていますか？ 行っていない場合は今後どのようなことをするとよいと思いますか？

20 雇用関係の助成金の活用

　雇用関係の助成金・奨励金等（以下、「助成金」といいます）がたくさん用意されており、医療機関でも活用できるものが多数あります。また、医療施設の他に、介護・福祉関連施設をもっている医療機関もありますので、そちらでも活用できそうなものを一部ですがご紹介しましょう。

　助成金は、政府の施策を実現するために設けられ、支給要件を満たせば金銭支給され、返金不要なものです。したがって、施策が実現し、就労環境が整備されれば、その助成金はなくなったり、またはその内容が変わったりします。ずっと変わらないものではありません。

　助成金の財源（一部を除く）は、雇用保険の保険料（事業主が負担している分）です。利用できそうなものがあれば積極的に活用しましょう。

　最近の傾向としては、若年者や非正規労働者を中心にキャリアアップに重点が置かれています。また、医療機関や福祉施設は成長分野とされており、他業種よりも手厚い助成金が用意されていますので、人材育成のために助成金を積極的に活用し、離職防止、モチベーションアップにつなげてください。

　助成金の活用は、医療機関の中で事務員（特に人事・総務担当者）の存在意義を示す1つの方法です。もらえるものはもらい、それを職員の就労環境の改善に役立てる、その役割を組織の中でアピールしてください。

　なお、助成金で最も注意すべきことは、一定の期間、事業主都合で職員を解雇したり、退職勧奨をすると支給されなくなります。よくある例として、複数の施設をもつ医療機関で、介護福祉機器の導入にあたり100万円を超える大型の助成金をもらおうと準備を進めていたところ、他の施設の

表6 雇用関係の助成金のうち医療機関等で特に利用できそうなもの（抜粋）

助成金の名称	条件	給付内容等
従業員を新たに雇い入れる場合の助成金		
特定求職者雇用開発助成金（特定就職困難者雇用開発助成金）	母子家庭の母や障害者などの就職困難者を雇い入れた場合	【母子家庭の母等】1人あたり50万円（中小企業は90万円）、短時間労働者は30万円（中小企業は60万円）
従業員の処遇や職場環境の改善を図る場合の助成金		
中小企業労働環境向上助成金（個別中小企業助成コース）	評価・処遇制度や研修体系を整備する場合	評価・処遇制度　　40万円 研修体系制度　　30万円 健康づくり制度（介護事業所のみ）　30万円
	介護労働者のために介護福祉機器の導入や健康づくりの整備を行う場合	介護福祉機器等（介護事業所） 支給対象費用の1／2（上限300万円）
キャリアアップ助成金	有期契約労働者等の正規雇用等への転換、人材育成、賃金テーブル改善などを行う場合	正規雇用等転換コースの場合 有期契約労働者→正規雇用の場合 　1人あたり30万円（中小企業は40万円） 短時間正社員コースの場合 　1人あたり15万円（中小規模企業の場合20万円）
仕事と家庭の両立に取り組む場合の助成金		
両立支援助成金（事業所内保育施設設置・運営等支援助成金）	労働者のための保育施設を事業所内に設置、増築などを行う場合	・設置費用の1／3（中小企業は2／3） ・設置費用：上限1,500万円（中小企業は2,300万円） ・運営費用の1～5年目1／2（中小企業は2／3）
両立支援助成金（子育て期短期間勤務支援助成金）	育児のための短時間勤務制度を整備し、利用させる場合	・1人目30万円、2～10人目10万円（中小企業は、1人目40万円、2～5人目15万円）
従業員等の職業能力の向上を図る場合の助成金		
キャリア形成促進助成金	従業員に対して職業訓練等を行う場合	一般型訓練の場合 ・賃金助成　1時間あたり400円 ・訓練経費助成 　　　　実費相当額の1／3

※表は平成25年8月1日現在のもの。
※上表以外にも多数の助成金が用意されていますので、厚生労働省のホームページ「雇用関係の助成金」を参照ください。

管理職が所属の職員に対し不用意に退職勧奨の発言をしてしまい、助成金を1円ももらえなくなったというケースはときどき耳にします。

◆ 検討テーマ

① あなたの医療機関で雇用関係の助成金を直近3年の間に受給したものはありますか？ あなたが助成金の担当でない場合は、人事や総務の担当者に聞いてみてください。
② 「表6 雇用関係の助成金のうち医療機関等で特に利用できそうなもの（抜粋）」、または「平成25年度雇用関係助成金のご案内※」の中で、あなたの医療機関で活用できそうなものは何でしょう？
また、研究会メンバーと意見交換してみましょう。上手く活用しているというケースは、ぜひそのテクニックをご提供ください。

※「平成25年度雇用関係助成金のご案内」は次からダウンロードして下さい
http://www.mhlw.go.jp/seisakunitsuite/bunya/koyou_roudou/koyou_kyufukin/index.html

§4 まとめ

　看護師等をはじめ人材確保の難しい医療機関においては、職員の離職防止のための対策はとても重要です。このセクションでは、役割・責任と処遇との関係を説明するツールとしての「人事評価」や、「やりがい」を失わせない、または「やりがい」を高めるための工夫、「信頼される上司」になるためのポイントや「コミュニケーション・スキル」の重要性を学びました。また最後に、「助成金」を活用した就労環境の改善についてもみてきました。以上のことから、職員の離職防止の要点を端的に、箇条書きでまとめると次のように整理できます。

（組織として）
(1) 組織の方針や計画を明確にし、情報をきちんと伝達し共有する
(2) コミュニケーションや話し合いの機会を十分にもち、意思疎通を図る
(3) 「役割・責任」と「処遇」に整合性をもたせて体系化し、納得が得られるよう説明を果たす
(4) 人事制度を通じて、教育・研修を体系化し、キャリアアップを明確化する

（上司として）
(5) 指示や考え方がブレないようにし、いざというときは責任をとる。指示等が変わる場合は説明を果たす
(6) 部下をきちんと把握し、理解する
(7) 職員と向き合う誠実で真摯な姿勢を大事にし、信頼され尊敬される

ように努める

　以上のことは、あたり前のことですが、これができていないために優秀な職員を失う医療機関は多いように思います。
　職員を大事に想い、もてる能力を発揮させ、さらに伸ばしていくことを常に意識して、働きやすい職場とはどういうものか、それぞれの医療機関で検討し、その実現に向けて取り組んでもらいたいものです。

参考文献・情報

a 「知って役立つ労働法〜働くときに必要な基礎知識」(2013年)厚生労働省
http://www.mhlw.go.jp/seisakunitsuite/bunya/koyou_roudou/roudouzenpan/roudouhou/index.html

b 「やさしい労務管理の手引き」(2011年)厚生労働省
http://www.mhlw.go.jp/new-info/kobetu/roudou/gyousei/dl/roumukanri.pdf

c 「ポケット労働法」(2013年)東京都
http://www.hataraku.metro.tokyo.jp/sodan/siryo/pocket/

d 「病院経営管理指標」(2013年)厚生労働省
http://www.mhlw.go.jp/topics/bukyoku/isei/igyou/igyoukeiei/kannri.html

引用文献・情報

1) 「平成24年度個別労働紛争解決制度施行状況」(2013年)厚生労働省
http://www.mhlw.go.jp/stf/houdou/2r985200000339uj.html

2) 高年齢者の継続雇用に関する実態調査(2013年)東京都
http://www.sangyo-rodo.metro.tokyo.jp/monthly/koyou/roudou_jouken_24/index.html

3) 「ポケット労働法」(2013年)東京都
http://www.hataraku.metro.tokyo.jp/sodan/siryo/pocket/

4) 「やさしい労務管理の手引き」(2011年)厚生労働省
http://www.mhlw.go.jp/new-info/kobetu/roudou/gyousei/dl/roumukanri.pdf

5) 「若年者の離職理由と職場定着に関する調査」(2007年)独立行政法人労働政策研究・研修機構
http://www.jil.go.jp/institute/research/2007/036.htm

6) 『PRESIDENT 2010.9.13号「叱り方のお手本」』(2010年)ダイヤモンド社

7) 「日本の課長と一般社員、職場のコミュニケーションに関する意識調査」(2012年)公益社団法人日本生産性本部
http://activity.jpc-net.jp/detail/mdd/activity001337/attached.pdf

MEMO

MEMO

MEMO

MEMO

MEMO

医療経営ブックレット
医療経営士のための現場力アップシリーズ②
今すぐできる！　人事労務問題解決（理論編）

2013年11月20日　第1版第1刷発行

著　者　鷹取　敏昭
発行者　林　諄
発行所　株式会社 日本医療企画
　　　　〒101-0033　東京都千代田区神田岩本町4-14
　　　　　　　　　　神田平成ビル
　　　　　　　　　　TEL 03(3256)2861(代表)
　　　　　　　　　　FAX 03(3256)2865
　　　　　　　　　　http://www.jmp.co.jp/
印刷所　図書印刷株式会社
　　　　　　　　表紙画像 © Belkin & Co - Fotolia.com

ISBN978-4-86439-214-3 C3034　　©Toshiaki Takatori 2013,Printed in Japan
(定価は表紙に表示しています)

医療経営ブックレット1stシリーズ第1弾！

医療経営士のための現場力アップシリーズ

● A5判並製・64〜96頁　各巻 定価：本体700円＋税

① 今すぐできる！
問題解決型思考を身につける基本スキル
田中智恵子（大阪市立大学特任准教授、株式会社メディカルクリエイト）他　共著

② 今すぐできる！
人事労務問題解決（理論編）
鷹取敏昭（人事マネジメント研究所進創アシスト代表）著

③ 今すぐできる！
人事労務問題解決（事例編）
鷹取敏昭（人事マネジメント研究所進創アシスト代表）著

④ 今すぐできる！
ゼロから学べる財務会計入門
梅原　隆（公認会計士）編

⑤ 今すぐできる！
医師を集めるブランディング手法
神谷健一（KTPソリューションズ株式会社代表取締役社長）著

⑥ 今すぐできる！
患者が集まる病院広報戦略
山田隆司（特定非営利活動法人メディカルコンソーシアムネットワークグループ理事長）他　共著

⑦ 今すぐできる！
患者が集まる接遇術
白梅英子（ル　レーブ）著

⑧ 今すぐできる！
失敗しない患者クレーム対応術
原　聡彦（合同会社MASパートナーズ代表）著

ISBN978-4-86439-214-3
C3034 ￥700E

9784864392143

1923034007007

定価：本体700円＋税
日本医療企画

医療経営ブックレット
医療経営士のための現場力アップシリーズ❷

医療経営士のための現場力アップシリーズ ❷

今すぐできる！
人事労務問題解決
（理論編）

鷹取敏昭
人事マネジメント研究所進創アシスト代表

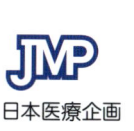

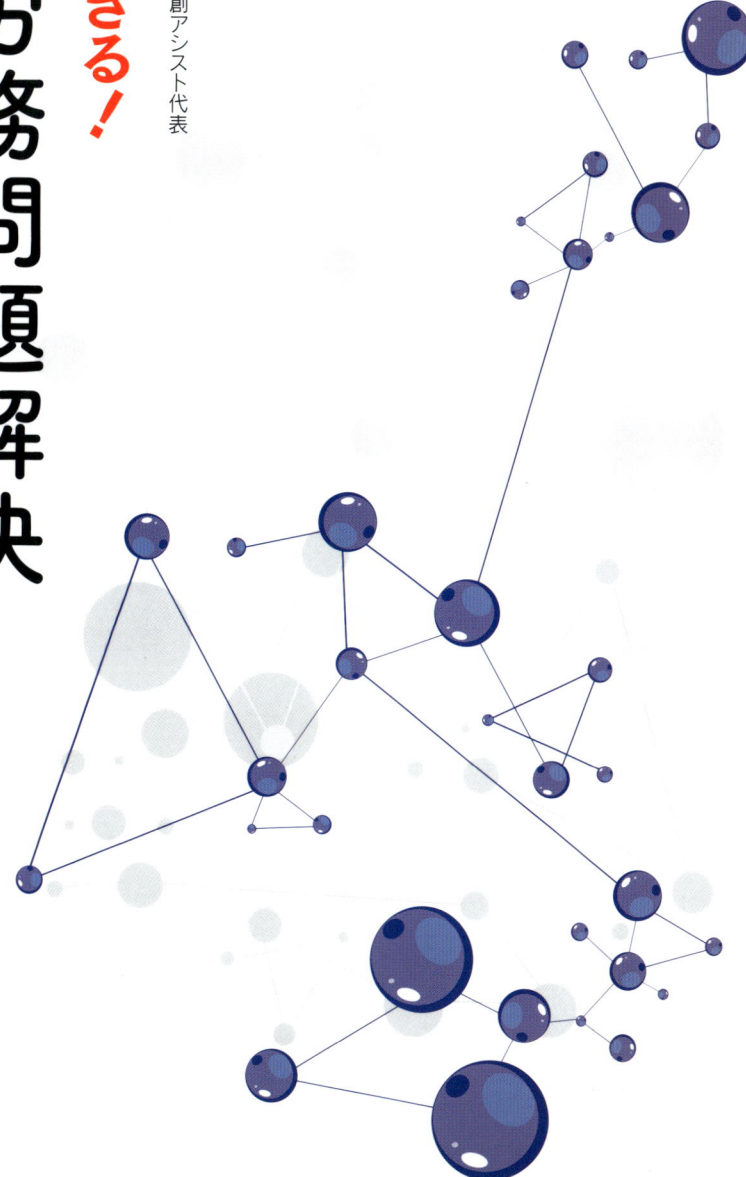

JMP
日本医療企画